NOTES

LUES A LA SOCIÉTÉ D'HYDROLOGIE MÉDICALE

CONSIDÉRATIONS

SUR LES

EAUX MINÉRALES

DE

SAINT-GERVAIS

ET LEUR

EMPLOI DANS LE TRAITEMENT DE LA GRAVELLE

Par M. le Dr Deligny

MÉDECIN-INSPECTEUR DES EAUX DE SAINT-GERVAIS

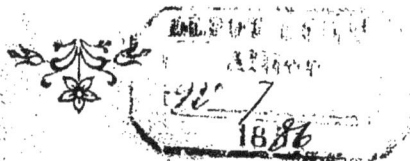

VICHY

IMPRIMERIE WALLON

1886

NOTES

LUES A LA SOCIÉTÉ D'HYDROLOGIE MÉDICALE

CONSIDÉRATIONS

SUR LES

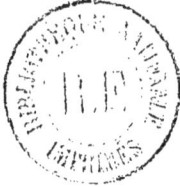

EAUX MINÉRALES

DE

SAINT-GERVAIS

ET LEUR

EMPLOI DANS LE TRAITEMENT DE LA GRAVELLE

Par M. le Dʳ Deligny

MÉDECIN-INSPECTEUR DES EAUX DE SAINT-GERVAIS

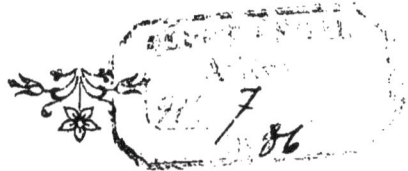

VICHY

IMPRIMERIE WALLON

1886

CONSIDÉRATIONS

SUR LES

EAUX MINÉRALES DE SAINT-GERVAIS

ET LEUR

EMPLOI DANS LE TRAITEMENT DE LA GRAVELLE

Par M. DELIGNY

Médecin - Inspecteur des Eaux de Saint - Gervais.

La station thermale de Saint-Gervais possède trois sources minérales : deux de ces sources sont salines, la troisième est une source chlorurée-sodique sulfureuse, dont le principe sulfureux est le sulfure de calcium.

Autrefois, les trois sources étaient sulfureuses, toutes trois contenaient du sulfure de calcium, c'est un fait qui ressort de l'examen des analyses qui ont été faites à diverses époques. Les analyses de Bourne et Grange, en 1849, indiquent pour les trois sources une quantité de sulfure de calcium variant de 0,004, à 0,008 milligrammes par litre. En 1870, dans une étude sur Saint-Gervais, M. Billout écrivait que les bains, alimentés par les deux sources, aujourd'hui désulfurées, contenaient une grande quantité de barégine.

La nouvelle analyse faite en 1878 par M. Lossier, chimiste de l'Etat à Genève, contrôlée par MM. Lefort et Byasson dans un rapport à la Société d'Hydrologie, ne signale aucune trace de sulfure dans les deux sources Gontard et le Mey.

C'est donc depuis l'analyse de Bourne et Grange que la désulfuration s'est effectuée. Ce fait porte à croire que les eaux de Saint-Gervais sont des eaux sulfureuses accidentelles, devenues sulfureuses par leur décomposition en passant à travers des substances organiques en putréfaction ou en décomposition, et que deux de ces sources ont épuisé le stock des matières qui leur fournissait leurs qualités sulfureuses.

Elles fourniraient un exemple à l'appui de la théorie de Fontan, en vertu de laquelle, dans les eaux sulfureuses naturelles (sulfurées sodiques), le principe sulfureux se forme par composition ou réunion de ses éléments dans la roche primitive, où il n'existe pas de matières organiques, tandis que dans les eaux sulfureuses accidentelles (sulfurées calciques) le principe sulfureux provient de leur composition saline (eaux sulfatées), et elles deviennent sulfureuses par leur décomposition au moment de leur passage à travers un dépôt de matières organiques.

Et, en effet, les eaux de Saint-Gervais se trouvent dans les conditions parfaitement indiquées par Fontan, conditions géologiques et conditions de minéralisation qu'il assigne aux sources sulfureuses accidentelles.

La vallée, excessivement étroite, dans laquelle elles jaillissent, appartient, par sa rive gauche, au terrain secondaire, et, par sa rive droite, au terrain de transition. Quant à leur constitution chimique, elles contiennent une notable quantité de matières salines, de l'acide carbonique et des races d'azote ; elles ne renferment que très peu de matières azotées ; elles sont riches en sels calcaires et magnésiens, et surtout en chlorures ; enfin leur principe sulfureux est, ou plutôt était le sulfure de calcium.

Ces eaux désulfurées de Saint-Gervais se rapprochent, par leur composition, de certaines sources hypothermales dégénérées d'Olette, et des eaux sulfurées faibles de Molitg, La Preste, etc., dont les qualités alcalines dominent les qualités sulfureuses. Les eaux de Saint-Gervais ont même, sur ces dernières, l'avantage d'être franchement salines. C'est pour cette raison que nous les désignons sous le nom d'*eaux désulfurées*, pour les distinguer des eaux dégénérées, dans lesquelles le sulfure s'est transformé en sulfite, tandis que dans les eaux désulfurées de Saint-Gervais il a complètement disparu.

La constatation résultant de l'analyse de 1878 permit à Billout, le regretté médecin inspecteur, d'étendre le champ des applications thérapeutiques des eaux. Et cette constatation était un fait d'autant plus précieux que ces deux sources sont les plus importantes de la station ; car elles alimentent les bains et les douches ; l'eau chlorurée sodique sulfureuse, n'ayant qu'un faible débit, ne peut être utilisée qu'en boisson et pour alimenter les appareils de pulvérisation.

Cet historique, un peu long, était nécessaire, car les eaux de Saint-Gervais sont encore classées dans certains ouvrages parmi les eaux chlorurées sodiques sulfureuses, et, d'après ce que nous venons de dire, il ne nous semble pas que la source sulfureuse puisse être la caractéristique de la station.

Longtemps avant l'analyse de Lossier, Billout, dans ses études sur Saint-Gervais, avait signalé les bons effets de l'eau de ces deux sources, administrée en boisson, dans certains cas de manifestations arthritiques : dyspepsie, entérite, pléthore abdominale. Il avait signalé aussi son action sur l'évacuation de la gravelle urique, évacuation dont il avait de nombreuses occasions d'observer des cas chez les arthritiques atteints d'affections cutanées, pour lesquelles ils venaient surtout à la station.

Les premiers médecins qui pratiquèrent à Saint-Gervais, au début de l'existence de l'Etablissement, et alors que les trois sources étaient encore sulfureuses, c'est-à-dire de 1807 à 1850, avaient aussi constaté cette action des eaux sur la gravelle. Seulement ces eaux sulfureuses déterminaient du côté du rein des phénomènes d'excitation qui furent souvent observés, car Payen recommande, dans une de ses notices, d'être très réservé relativement à la boisson chez les malades qui ont du sable dans les urines (1).

L'emploi des sources désulfurées n'a pas cet inconvénient, et nous allons voir en effet qu'elles ont une action très peu excitante.

De prime abord, l'appropriation de ces eaux au traitement de la gravelle paraît rationnelle. M. Durand-Fardel, dans son *Traité des Eaux Minérales*, à propos de la gravelle urique, a écrit : « Les eaux sulfureuses dégé- « nérées des Pyrénées-Orientales, La Preste, Molitg, « certaines sources d'Olette, sont considérées comme « très efficaces dans les gravelles uriques, surtout « accompagnées de coliques néphrétiques. Elles pour- « raient bien être préférables aux eaux bicarbonatées « sodiques, à Vichy, surtout lorsqu'il existe des phéno- « mènes dysuriques. »

---

(1) Quelques années plus tard, Billout, en présence des mêmes accidents, eut l'idée de ne faire boire aux graveleux l'eau sulfureuse qu'après l'avoir laissée pendant un certain temps à l'air libre. Il faisait incomplètement ce que fit la nature, il désulfurait l'eau minérale et la rendait ainsi supportable aux malades.

La grande analogie des eaux de Saint-Gervais avec les eaux dégénérées que nous venons de citer ressortira encore de l'examen chimique et de l'étude de leur action physiologique.

Constitution chimique.

L'analyse de M. Lossier a donné les résultats suivants pour les deux sources salines, *source Gontard* et *source de Mey:*

ANALYSE DE 1878

	Source Gontard Température 39°	Source de Mey Température 42°	
Azote	21.18	21.00	Gaz dissous dans un litre d'eau, mesures en centim. cubes, à 720° de pression.
Oxygène	0.19	0.17	
Acide carbonique libre.	76.89	77.36	
	—	—	
Chlorure de sodium .	1 gr. 798	1 gr. 817	
Sulfate de soude. . .	1 gr. 628	1 gr. 635	
Sulfate de lithine . .	0 gr. 086	0 gr. 086	
Sulfate de potasse. .	0 gr. 087	0 gr. 092	
Sulfate de chaux . .	1 gr. 146	1 gr. 146	
Bicarbonate de chaux	0 gr. 039	0 gr. 016	
Bicarbonate de magnésie.	0 gr. 173	0 gr. 172	
Silice	0 gr. 045	0 gr. 045	
	5 gr. 005	5 gr. 012	

De cette analyse il résulte que les deux sources ont une composition à peu près identique, que leurs principes minéralisateurs dominants sont le chlorure de sodium et les sulfates de soude et de chaux. On comprend qu'elles aient pu être classées parmi les eaux chlorurées sulfatées.

Elles contiennent de plus un autre agent minéralisateur, la lithine, à la dose de 86 milligrammes de sulfate de lithine, représentant 25 milligrammes de lithine pure. Si l'on compare cette proportion à celle qui a été trouvée dans d'autres eaux minérales, on constate que les eaux de Saint-Gervais sont les plus lithinées connues:

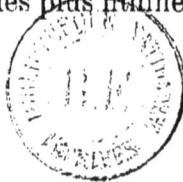

Hombourg	contient	7 milligr.	de lithine pure par litre.
Kissingen	»	8 milligr. 9	»
Médague	»	11 milligr.	»
Royat	»	12 milligr.	»
Kreusnach	»	13 milligr.	»
Eger	»	14 milligr.	»
Saint-Gervais	»	23 milligr.	»

On a dit que la lithine, dans les eaux minérales, n'avait d'autre action que d'augmenter leur cœfficient d'alcalinité.

« Pour obtenir une action dissolvante sur l'acide urique, « a dit M. Bouchard dans son beau travail sur les *mala-* « *dies par ralentissement de la nutrition*, il faut que la « lithine ou les sels de lithine soient donnés en propor- « tion suffisante. Aussi, l'ardeur avec laquelle on recher- « che la présence de traces ou de quantités minimes de « lithine dans les eaux minérales me paraît-elle pour le « moins puérile. »

Cette opinion nous paraît bien sévère. On pourrait objec-ter que, dans les eaux minérales, les principes minéralisa-teurs agissent, à faible dose, plus énergiquement que ces mêmes agents sortant de l'officine des pharmaciens, et que certaines eaux minérales, dites indéterminées, nous ont habitués à bien des surprises.

Sans vouloir prétendre que la lithine, dans les eaux mi-nérales, leur communique des propriétés spéciales, ne peut-on admettre, tout au moins, qu'elle augmente leur pouvoir alcalin et surtout leur action diurétique, et que ce sont là choses à considérer ?

Action physiologique.

Prise à l'intérieur et, dès le début du traitement, à faible dose de deux verres, en augmentant graduellement chaque jour jusqu'à cinq et six verres, cette eau produit presque toujours un effet purgatif, qui a pour ca-ractères de provoquer un écoulement biliaire, et de décon-gestionner la veine porte, d'où l'affaissement des tumeurs hémorrhoïdaires, la diminution de volume des organes abdominaux congestionnés, et, dans la gravelle catarrhale, une action résolutive et sédative très marquée de l'inflammation des voies urinaires.

Prise, au contraire, dès le début du traitement, à la dose de trois à quatre verres, le matin à jeun, l'eau produit un effet diurétique immédiat; si l'on continue cette même dose, ou si on l'élève, la diurèse persiste, sans fatigue, sans excitation du rein.

Ce qu'il y a de remarquable dans cette action, c'est qu'il n'est pas nécessaire de faire absorber une grande quantité d'eau pour la produire; quatre verres, cinq verres au plus suffisent, et elle se maintient pendant toute la durée du traitement, sans qu'on soit obligé d'élever les doses.

Cette action sur le rein est très marquée; elle étonne parfois les malades par son abondance.

C'est le propre des eaux sulfatées calciques en général d'influencer d'une manière bien évidente les voies urinaires; d'augmenter l'abondance des urines et d'impressionner la muqueuse vésicale (Durand-Fardel).

Mais la plupart des eaux sulfatées calciques n'ont pas une action aussi marquée, ou bien, pour l'obtenir, on est obligé de les administrer à doses très élévées.

Nous croyons que l'action diurétique des eaux de Saint-Gervais est surtout facilitée par la présence de la lithine et de l'acide carbonique en proportions assez considérables.

La lithine est un diurétique puissant, si actif, que Garrod *(Med. Times*, 1873) raconte que nombre de ses malades évitent de la prendre le soir, pour n'être pas obligés de se relever la nuit.

Quant à l'acide carbonique, les recherches de Quincke *(Archiv. fur exper. Path.* 1877) ont montré qu'il était pourvu, lui aussi, de propriétés diurétiques. Dans les eaux carbonatées alcalines de Pougues, Royat, Carlsbad, Ems, etc., l'action diurétique produite par les sels alcalins est encore accrue par l'acide carbonique qu'elles contiennent.

C'est à cette action diurétique de l'acide carbonique que se rapportent les essais tentés, du temps de Priestley, sur la dissolution des calculs vésicaux par l'acide carbonique, et c'est à elle aussi que le remède de Hulme dut jadis sa célébrité.

Un autre fait à signaler, c'est la facilité de la diurèse produite par la lithine, sans secousse et sans fatigue du rein.

Telle est l'action physiologique de Saint-Gervais, prise en boisson. Voyons maintenant son application au traitement de la gravelle.

I. Gravelle catarrhale.

La gravelle catarrhale est, à peu près uniquement, sous la dépendance de l'inflammation de la muqueuse d'un ou de plusieurs départements des voies urinaires, calices, bassinets, uretères, vessie, etc.

Ce qui domine, c'est l'élément catarrhal, soit que, suivant les idées de Crozant *(Coliques néphrétiques et gravelle.* Union médicale 1852), il soit la cause de la gravelle, soit qu'il n'existe que comme complication. En tous cas, au point de vue du traitement, il complique la gravelle, à tel point que c'est lui surtout que l'on a en vue en prescrivant un traitement, et que les eaux minérales trop actives augmentent les symptômes inflammatoires, déterminent des accès de dysurie, et ne peuvent être tolérées.

Chez ces malades, on conseille ordinairement les eaux de Contrexéville, Pougues, Evian, Olette, La Preste, Molitg, Saint-Sauveur, etc.

Ce que nous avons dit de l'analogie de ces eaux avec celles de Saint Gervais, ce que nous avons dit de l'action sédative et résolutive de ces dernières, s'exerçant surtout sur la circulation des organes abdominaux, indique leur appropriation au traitement de la gravelle catarrhale.

En employant concurremment les bains, des douches rectales ou des douches hypogastriques, on obtient des résultats favorables, signalés par Billout dans le catarrhe de la vessie, dont il a rapporté plusieurs cas de guérison.

II. Gravelle urique.

On admet généralement, et avec raison, que le traitement de la gravelle urique est représenté par les eaux bicarbonatées sodiques franchement minéralisées, dont Vichy est le type.

En effet, elles agissent sur l'état diathésique, sur la disposition organique elle-même, la réduisant à des proportions moindres et à des manifestations sans importance; en un mot, elles modifient profondément l'état général.

Mais il est des cas où leur emploi n'est pas possible, ou du moins n'est pas opportun. Ce sont ceux où il existe un état catarrhal, des phénomènes dysuriques, des douleurs reinales permanentes, ou même une simple susceptibilité du rein avec tendance aux coliques néphrétiques faciles et fréquentes.

Dans ces cas, on est obligé de recourir à un traitement préalable par une eau minérale moins excitante, traitement palliatif, avant le traitement curatif qui reste indiqué et nécessaire.

Ces états ne sont pas rares, et le type d'arthritique nerveux, physiquement impressionnable, sujet aux spasmes douloureux des organes, réagissant sous l'influence de la cause la plus légère, est un type commun.

Ces malades, il est nécessaire de les envoyer à une eau minérale qui ne les soumette pas aux épreuves d'actions et de réactions trop violentes. Et, ce qui est vrai dans ce dernier cas pour certains arthritiques graveleux, est aussi vrai pour les dyspeptiques, les eczémateux, etc. ; et tel eczéma qui supportera le bain de Saint-Gervais, ne supportera pas l'immersion dans une eau minérale à action plus excitante.

C'est encore dans ces cas que l'on a conseillé les eaux dégénérées de la Preste, Molitg et certaines sources d'Olette, que M. Durand-Fardel déclare préférables aux eaux bicarbonatées sodiques, quand il existe des symptômes dysuriques.

A côté de ces eaux minérales, nous croyons devoir placer les sources désulfurées de Saint-Gervais.

Elles produisent le dégagement du rein, encombré par les graviers uriques, sans déterminer d'excitation de l'organe. Nous en avons eu de nombreux exemples parmi les arthritiques, atteints d'affections cutanées qui forment la majeure partie de la clientèle de Saint-Gervais.

Un grand nombre de ces malades sont des goutteux atteints de dermatoses goutteuses ; car s'il est vrai, comme l'a dit M. Ernest Bernier, que l'arthritique goutteux est rare dans la population des hôpitaux, il est commun au contraire dans la clientèle des stations thermales. Beaucoup de ces malades, outre leur affection cutanée, ont de la gravelle urique à un degré plus ou moins élevé. Les uns éliminent un peu de sable après une fatigue ou un excès, d'autres ont même eu des crises néphrétiques qui ont disparu avec l'apparition de leur affection cutanée, phénomène d'alternance souvent observé.

Nous avons vu souvent aussi de ces malades qui déclaraient n'avoir jamais eu aucune douleur lombaire, aucun symptôme même léger du côté des reins, et qui, sous l'influence du traitement thermal, évacuaient une grande quantité de graviers uriques, dont ils étaient étonnés.

Cette action évacuatrice des eaux demande à être surveillée chez ceux qui accusent des douleurs lombaires, qui ont de temps à autre des éliminations de sable urique, et nous avons toujours la précaution d'interroger le malade à cet égard, afin de n'être pas victime d'une surprise.

Chez certains sujets, en effet, le rein, plus tolérant, peut s'encombrer de graviers sans réagir contre la présence de ces corps étrangers, jusqu'au jour où la limite de tolérance étant dépassée, après une fatigue, un excès de table, l'organe se révolte, et le malade est averti de l'état de ses reins par une violente crise néphrétique.

Le traitement thermal par une eau alcaline peut produire cet accident, dont nous avons observé deux exemples qu'il nous paraît intéressant de citer, en raison surtout des circonstances dans lesquelles ils se sont produits.

M. A. arrive à Saint-Gervais, au mois de juillet 1884, pour accompagner sa fille, à laquelle M. Hardy a conseillé ces eaux pour un exzéma de la face et du cuir chevelu. M. A. nous dit que son père était goutteux, mais que, pour lui, il n'avait jamais eu la plus petite indisposition. Voulant profiter de son séjour à la station, il crut bien faire en prenant des bains et de l'eau saline en boisson, inoffensive selon lui. Pendant la nuit, il éprouva quelques douleurs lombaires, urina plusieurs fois, et le lendemain matin nous fit appeler, effrayé de la couleur noire de ses urines et du malaise qu'il éprouvait. Il venait d'avoir une hématurie assez abondante, et quelques heures après, les coliques néphrétiques étaient dans

toute leur violence, occupant le rein droit. L'évacuation
dura cinq jours, puis le rein gauche fut pris à son tour,
et il élimina une énorme quantité de graviers uriques.

Jamais ce malade n'avait rien éprouvé d'anormal du
côté des reins. Il avait beaucoup fatigué avant d'arriver à
la station, fait un long voyage, une course en voiture de
70 kilomètres; toutes ces causes avaient certainement
préparé l'explosion des accidents douloureux.

Nous avons observé un fait identique chez un homme
de quarante-deux ans, venu pour accompagner son frère
atteint d'un psoriasis nummulaire des membres. Tous
deux sont fils et petits-fils de goutteux, mais notre sujet
n'a jamais eu d'autre affection qu'une dyspepsie dont il
souffre encore. Il voulut faire à Saint-Gervais, de sa propre
autorité, ce qu'il appelait un traitement dépuratif, et prit
de l'eau en boisson à dose de 7 à 8 verres par jour, des
douches, et fit en même temps des courses très pénibles
dans la montagne. Le septième jour, après une longue
ascension, des coliques néphrétiques apparurent, avec
hématurie, et pendant huit jours le malade élimina des
graviers uriques,

Dans de bonnes conditions de traitement thermal, le
dégagement du rein se fait, sous l'influence des eaux de
Saint-Gervais, sans aucune excitation rénale, et, quoique
considérable, quoique aussi les malades abusent de la
marche dans ce pays de montagnes, nous n'avons jamais
observé de phénomènes douloureux.

Mais les eaux de Saint-Gervais n'ont-elles qu'une
action mécanique sur la gravelle urique? N'ont-elles pas
aussi une action modificatrice sur la disposition organique qui la produit et l'entretient?

Il faudrait, pour pouvoir citer de faits à l'appui, avoir pu
les recueillir pendant une longue pratique à la station
thermale ; il faut suivre longtemps cette sorte de malades
pour avoir le droit d'affirmer seulement une amélioration.

Nous pouvons dire cependant que nous connaissons un certain nombre de graveleux qui viennent à Saint-Gervais depuis de longues années, qui font une cure tous les quatre ou cinq ans, et qui sont ainsi à l'abri de tout accident douloureux.

Un confrère de Genève nous disait dernièrement que, depuis vingt-quatre ans, il usait des eaux de Saint-Gervais, et que étant resté sept années sans faire la cure qu'il faisait d'habitude tous les trois ou quatre ans, il avait été repris de crises douloureuses.

Il semble donc que ces eaux diminuent tout au moins l'activité de la disposition organique qui produit la gravelle urique, qu'elles en amoindrissent les manifestations.

Obtient-on mieux avec des eaux minérales plus actives?

Il y a d'ailleurs, en dehors de la valeur qu'on peut accorder à la constitution chimique des eaux, des faits qui prouvent leur action modificatrice sur la diathèse urique.

Depuis bien des années, on a reconnu leur influence favorable dans le traitement des arthritides, et surtout des arthritides goutteuses. MM. Hardy, Guéneau de Mussy, Gailleton, les conseillent spécialement contre ces affections cutanées.

Non seulement, dans ce cas, elles modifient l'état local, mais encore l'état général, la disposition diathésique ; elles ont une action altérante incontestable. Il est donc rationnel de conclure qu'elles peuvent avoir la même action sur la gravelle urique, qui est elle-même une dépendance de la diathèse urique.

Si, comme l'a dit M. Bouchard, la gravelle est, comme la goutte, une manifestation de la diathèse bradytrophique, qui réunit les maladies par nutrition retardée, l'ensemble des principes minéralisateurs que contiennent les eaux de Saint-Gervais, chlorure de sodium, sulfate de soude, carbonates et lithine, expliquent leur action sur la nutrition.

Nous n'avons pas observé, à Saint-Gervais, la gravelle oxalique. M. Bouchardat recommande, dans ce cas, les eaux alcalines calciques, de préférence aux sodiques. D'un autre côté, M. Leroy d'Etiolles considère les eaux bicarbonatées sodiques comme étant les mieux appropriées. Il est probable que, dans cette forme de gravelle, le traitement doit aussi s'adresser à la disposition de l'organisme qui s'oppose à la destruction ou à l'assimilation de l'acide oxalique, et, par conséquent, les eaux de Saint-Gervais pourraient être utiles, dans ce cas, comme dans la gravelle urique.

De ce qui précède nous croyons pouvoir conclure :

1° Que les eaux de Saint-Gervais, par leur action résolutive et sédative, s'exerçant surtout sur les organes abdominaux, peuvent être utiles dans la gravelle catarrhale ;

2° Qu'elles peuvent être employées dans les cas de gravelle urique, lorsqu'il existe un état d'irritabilité du rein. Dans ce cas, elles modifient aussi la disposition diathésique et en amoindrissent les manifestations.

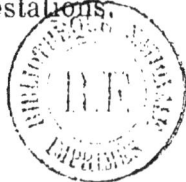

Vichy, Imp. Wallon.

63

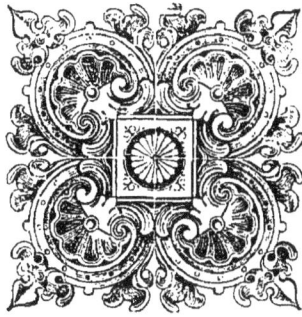

www.ingramcontent.com/pod-product-compliance
Lightning Source LLC
Chambersburg PA
CBHW050444210326
41520CB00019B/6058